血液科住院医师规培 200 问

杨建民　倪　雄　高　苏　主编

上海科学普及出版社

图书在版编目（CIP）数据

血液科住院医师规培 200 问 / 杨建民，倪雄，高苏主
编 . -- 上海：上海科学普及出版社，2025. 3. -- ISBN
978-7-5427-8909-9

Ⅰ. R552-44

中国国家版本馆 CIP 数据核字第 2025BV0802 号

责任编辑　李　蕾

血液科住院医师规培 200 问

杨建民　倪　雄　高　苏　主编

上海科学普及出版社出版发行

（上海中山北路 832 号　邮政编码 200070）

http://www.pspsh.com

各地新华书店经销　广东虎彩云印刷有限公司印刷

开本 889×1194　1/32　印张 3.5　字数 80 000

2025 年 3 月第 1 版　2025 年 3 月第 1 次印刷

ISBN 978-7-5427-8909-9　定价：28.00 元

编 委 会

前　言

　　住院医师规范化培训是医学生毕业后教育的重要组成部分，旨在帮助医学生顺利完成从学校到临床工作的过渡，逐渐成长为高水平、有能力的临床医师。这一培训体系的建立，对提高医疗队伍整体素质、提升医疗服务的质量和效率、为患者提供更优质的医疗服务具有极为重要的意义。通过规范化培训，医师能够掌握必要的临床技能和专业知识，不断提升自身水平，适应医疗领域的不断变化，从而推动整个医疗行业的发展进步。因此，加强和完善住院医师规范化培训机制，对医学教育和医疗卫生事业的发展具有重要的意义。

　　临床实践教育在住院医师规范化培训中扮演着至关重要的角色。它为医师提供了宝贵的实践机会，使他们能够在未来的临床工作中熟练诊断和治疗各种复杂疾病。规范的诊疗技术对于初入临床的医师来说尤为重要。为了帮助他们更好地掌握血液科疾病的诊疗规范，我们精心编写了《血液科住院医师规培200问》。本书共分5篇，汇集200个关于血液系统疾病的问题，采用问答的形式，简明扼要地介绍了血液科常见疾病的概念、诊断要点、治疗原则和操作要领，旨在帮助住院医师在实践中不断学习、提高医疗技能，助力

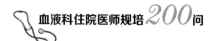

他们在血液科领域取得更大的成功。

　　在编写过程中，各位编者付出了辛勤的劳动，囿于知识水平及编写经验，难免存在不足或疏漏，恳请同行专家及各位读者提出宝贵意见。

主　编

2024 年 10 月

目 录

一、疾病篇

二、并发症篇

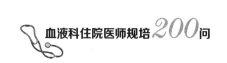

三、药物篇

四、检验篇

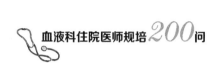
五、操作篇

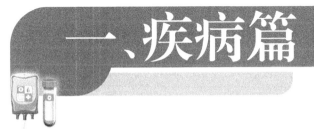

一、疾病篇

（一）白血病

1. 白血病的类型有哪些？

根据白血病细胞分化成熟程度和自然病程，白血病分为急性白血病和慢性白血病。根据受累细胞的不同系列，急性白血病又可分为急性髓系白血病 (acute myeloid leukemia)、急性淋巴细胞白血病 (acute lymphoblastic leukemia)；同样，慢性白血病也可分为慢性髓系白血病 (chronic myeloid leukemia) 和慢性淋巴细胞白血病 (chronic lymphocytic leukemia)。

2. 急性白血病和慢性白血病的区别有哪些？

急性白血病细胞分化停滞在较早阶段，病情发展迅速，自然病程常仅几个月。

慢性白血病细胞分化停滞在较晚阶段，病情发展缓慢，自然病程可长达数年。

3. 急性和慢性白血病会转化吗？

在某些情况下，慢性白血病可转化为急性白血病，但急性白血病不会转化为慢性白血病。

4. 急性髓系白血病 FAB 分型中 M0~M7 分别代表什么？

急性髓系白血病分为以下 8 种类型：M0（急性髓细胞白血病微

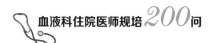

分化型)、M1(急性粒细胞白血病未分化型)、M2(急性粒细胞白血病部分分化型)、M3(急性早幼粒细胞白血病)、M4(急性粒－单核细胞白血病)、M5(急性单核细胞白血病)、M6(急性红白血病)、M7(急性巨核细胞白血病)。

5. 急性白血病的四大临床表现是什么?

急性白血病的四大临床表现包括贫血、发热、出血以及白血病细胞增殖浸润(如淋巴结增大和肝脾大、骨骼关节疼痛、眼部粒细胞肉瘤、牙龈增生、中枢神经系统浸润、睾丸肿大等)。

6. 哪种类型的急性髓系白血病易引起牙龈肿胀?

急性粒－单核细胞白血病(M4)和急性单核细胞白血病(M5)易引起牙龈肿胀。

7. 什么是绿色瘤?

绿色瘤是急性髓细胞性白血病患者的异常白血病细胞在骨膜下或软组织内形成的局限性浸润,颜色淡绿,标准名称为髓外粒细胞肉瘤。

8. 急性早幼粒细胞白血病的疾病特征有哪些?

急性早幼粒细胞白血病常伴有出血倾向,发生率达 72%~94%,出血可发生在全身各部位,如皮肤瘀点、瘀斑,鼻出血,牙龈出血，月经过多等，严重者可并发凝血异常导致弥散性血管内凝血（DIC），大多数患者白细胞数降低或正常，典型的染色体异常为 t(15；17)(q22；q12)，典型融合基因为 *PML::RARA*。

9. 什么是微小残留病？有何临床意义？

微小残留病（minimal residual disease，MRD）是指白血病经治疗完全缓解后，体内残留少量白血病细胞的状态。临床意义在于监测患者体内微小残留病水平，对评估患者预后有重要的意义。

10. 常用的微小残留病检测方法有哪些？

常用的微小残留病检测方法包括流式细胞术、荧光定量聚合酶链反应（PCR）、数字 PCR、第二代测序技术等。

11. 急性白血病的诊断标准有哪些？

急性白血病的诊断标准根据 FAB 标准为骨髓原始细胞≥30%，世界卫生组织（WHO）标准为骨髓原始细胞≥20%。

12. 急性白血病中，什么是 CR，PR，NR？

完全缓解（CR）是指患者经过治疗后，外周血象中性粒细胞≥1×10^9/L，血小板计数（PLT）≥100×10^9/L，骨髓中原始细胞比例<5%，无髓外白血病表现。

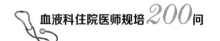

部分缓解（PR）则是指患者经过治疗后，外周血中性粒细胞 $\geq 1 \times 10^9/L$，PLT $\geq 100 \times 10^9/L$，骨髓中原始细胞比例下降 $\geq$ 50%，且为 5%~25%。

未缓解（NR）则表示患者经过治疗后，未达到 CR 或 PR 标准。

13. 急性白血病复发的标准是什么？

急性白血病完全缓解后，外周血再次出现白血病细胞，或骨髓中原始细胞比例＞5%（排除其他原因），或髓外出现白血病细胞浸润。

14. 低危组急性髓系白血病包括哪些？

低危组急性髓系白血病（AML）包括以下类型：

（1）AML 伴 t（8;21）（q22;q22）/RUNX1::RUNX1T1。

（2）AML 伴 t（16;16）（p13;q22）/CBFβ::MYH11。

（3）AML 伴 t（15;17）（q22;q12）/PML::RARα。

（4）AML 伴 NPM1 突变且不伴有 FLT3-ITD 突变。

（5）AML 伴 CEBPA bZIP 框内突变。

15. 急性髓系白血病（非 M3）的诱导治疗方案有哪些？

急性髓系白血病（非 M3）的诱导治疗方案通常采用 DA 方案，即柔红霉素 45~90 mg/（m²·d）D_1~D_3，阿糖胞苷 100 mg/（m²·d）D_1~D_7。

16. 急性早幼粒细胞白血病的诱导治疗方案是什么？

急性早幼粒细胞白血病的诱导治疗方案为双诱导治疗，即维 A 酸片＋砷剂。如合并高白细胞血症，可加用柔红霉素或去甲氧柔红霉素。

17. 急性淋巴细胞白血病的诱导治疗方案有哪些？

以 VP（长春新碱＋泼尼松）为基础，可多药联合：VDP（长春新碱＋柔红霉素＋泼尼松）、VDLP（长春新碱＋柔红霉素＋门冬酰胺酶＋泼尼松）、VDCPL（长春新碱＋柔红霉素＋环磷酰胺＋门冬酰胺酶＋泼尼松）。

18. 急性白血病缓解后如何治疗？

（1）巩固治疗：强化疗联合或不联合造血干细胞移植。

（2）维持治疗：急性淋巴细胞白血病可采用口服 6- 巯嘌呤（6-MP）和甲氨蝶呤，间断给予 VP 方案。急性髓细胞性白血病维持治疗则无标准方案。

19. 白血病髓外复发常见的部位是哪里？如何进行预防？

白血病髓外复发常见部位为中枢神经系统。

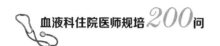

预防措施：腰椎穿刺鞘内注射化疗药或颅脊髓放疗。

20. 慢性髓系白血病的疾病特征是什么？

慢性髓系白血病是一种发生在多能造血干细胞的恶性骨髓增殖性肿瘤，表现为外周血粒细胞显著增多，脾大，存在 Ph 染色体及 *BCR::ABL1* 融合基因。慢性髓系白血病按自然病程可分为慢性期、加速期和急变期。

21. Ph⁺ 急性淋巴细胞白血病与慢性粒细胞白血病中 *BCR::ABL1* 融合基因有什么区别？

BCR::ABL1 融合基因形成的蛋白包括 P190，P210 及 P230。Ph⁺急性淋巴细胞白血病中 *BCR/ABL* 通常为 P190，慢性粒细胞白血病中 *BCR/ABL* 通常为 P210。

22. 什么是类白血病反应？常见的原因有哪些？

类白血病反应是指各种原因刺激造血系统，导致白细胞增多或核左移，出现的类似白血病表象。原发病被控制后，白细胞恢复正常。常见的原因包括严重感染、中毒、恶性肿瘤、大出血、急性溶血、过敏性休克以及某些药物的服用史等。

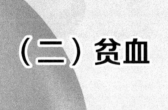

（二）贫血

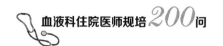

23. 贫血的诊断标准是什么？

贫血（anemia）是指人体外周血红细胞容量减少，低于正常范围下限，不能运输足够的氧至组织而产生的一类临床综合征。由于红细胞容量测定较复杂，临床上常以血红蛋白浓度（hemoglobin，Hb）来代替。在我国海平面地区，成年男性 Hb<120 g/L，成年女性 Hb<110 g/L，孕妇 Hb<100 g/L 时即可诊断为贫血。

24. 什么是轻度、中度、重度、极重度贫血？

根据 Hb 的浓度，贫血可分为以下 4 度：
（1）轻度贫血：Hb>90 g/L。
（2）中度贫血：Hb 在 60~90 g/L。
（3）重度贫血：Hb 在 30~59 g/L。
（4）极重度贫血：Hb<30 g/L。

25. 常见的小细胞性贫血有哪些？

常见的小细胞性贫血包括缺铁性贫血、海洋性贫血（又称地中海贫血）和慢性病性贫血。

26. 常见的正细胞性贫血有哪些？

常见的正细胞性贫血包括急性失血性贫血、再生障碍性贫血及急性白血病等骨髓病性贫血。

27. 常见的大细胞性贫血有哪些？

常见的大细胞性贫血包括巨幼细胞性贫血、骨髓增生异常综合征。

28. 导致育龄期女性缺铁性贫血最常见的病因是什么？

导致育龄期女性缺铁性贫血最常见的病因是长期月经过多。

29. 哪一类肿瘤容易导致老年人缺铁性贫血？

消化道肿瘤容易导致老年人缺铁性贫血。

30. 缺铁性贫血患者的血清铁、总铁结合力、转铁蛋白饱和度、铁蛋白水平会发生怎样的变化？

缺铁性贫血患者的血清铁下降，总铁结合力上升，转铁蛋白饱和度及血清铁蛋白下降。

31. 诊断缺铁性贫血的"金标准"是什么？

诊断缺铁性贫血的"金标准"是骨髓红细胞外铁染色阴性。

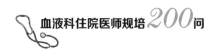

32. 临床上，通常使用哪一个指标来反映体内贮存铁的含量？

临床上，通常使用血清铁蛋白来反映体内贮存铁的含量。

33. 再生障碍性贫血的主要发病机制是什么？

再生障碍性贫血的主要发病机制是 T 细胞功能异常亢进，通过细胞毒性 T 细胞直接杀伤和 / 或细胞因子介导的造血干细胞过度凋亡，进而引起骨髓衰竭。

34. 哪种病毒感染常与再生障碍性贫血的发病有关？

常与再生障碍性贫血发病有关的病毒包括肝炎病毒和细小病毒 B19。

35. 再生障碍性贫血的骨髓表现有哪些？

再生障碍性贫血的骨髓表现为多部位增生重度减低，粒系、红系及巨核细胞明显减少且形态大致正常，淋巴细胞及非造血细胞比例明显增高，骨髓小粒空虚。

36. 再生障碍性贫血的诊断标准有哪些？

（1）血常规：全血细胞（包括网织红细胞）减少，淋巴细胞比例增高。需至少符合以下 3 项中的 2 项：① 血红蛋白（Hb）<100 g/L；② 血小板计数（PLT）<50×10^9/L；③ 中性粒细胞绝对计数（ANC）<1.5×10^9/L。

（2）骨髓穿刺：多部位（不同平面）骨髓增生减低或重度减低；小粒空虚，非造血细胞（如淋巴细胞、网状细胞、浆细胞、肥大细胞等）比例增高；巨核细胞明显减少或缺如；红系、粒系细胞均明显减少。

（3）骨髓活检：全切片增生减低，造血组织减少，非造血细胞增多，网硬蛋白不增加，无异常细胞。

（4）除外先天性和获得性的骨髓衰竭。

37. 重型再生障碍性贫血的诊断标准有哪些？

重型再生障碍性贫血的诊断标准：符合再生障碍性贫血诊断，且至少符合以下 3 项中的 2 项：① 网织红细胞绝对值<20×10^9/L；② PLT<20×10^9/L；③ ANC<0.5×10^9/L。

38. 极重型再生障碍性贫血的诊断标准有哪些？

极重型再生障碍性贫血的诊断标准：符合重型再生障碍性贫血诊断，且 ANC<0.2×10^9/L。

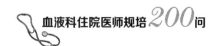

39. 非重型再生障碍性贫血的诊断标准有哪些?

非重型再生障碍性贫血的诊断标准:未达到重型再生障碍性贫血的诊断标准。

40. 再生障碍性贫血有哪些临床表现?

再生障碍性贫血的临床表现主要包括贫血、感染和出血。

41. 再生障碍性贫血的治疗模式主要有哪两种?

再生障碍性贫血的治疗模式主要有免疫抑制治疗和造血干细胞移植两种。

42. 巨幼细胞性贫血的病因是缺乏哪种造血原料?

巨幼细胞性贫血的病因是缺乏叶酸和 / 或维生素 B_{12}。

43. 为什么内因子缺乏会导致巨幼细胞贫血?

内因子缺乏会导致巨幼细胞贫血,因为内因子可以与维生素 B_{12} 结合形成复合体,促进维生素 B_{12} 在回肠末端吸收。

44. 内因子是由哪种细胞产生的？

内因子是人体内胃壁细胞分泌的一种糖蛋白。

45. 纯素食容易导致哪种类型贫血？纯肉食容易导致哪种类型贫血？

纯素食容易导致缺铁性贫血。纯肉食容易导致巨幼细胞性贫血。

46. 什么是溶血性贫血？

溶血性贫血是指红细胞在血液循环中遭到破坏、寿命缩短，导致红细胞数量减少，从而引发贫血的一种病理状态。骨髓具有正常造血 6~8 倍的代偿能力，当骨髓能够代偿溶血时，称为溶血状态；当骨髓不能代偿时，即发生溶血性贫血。

47. 酱油色尿是哪种类型溶血性贫血的特征性表现？

酱油色尿是血管内溶血的特征性表现。

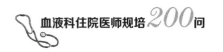
48. 溶血性贫血时，为什么网织红细胞计数显著升高？

溶血性贫血时，由于红细胞破坏加速，骨髓会代谢增生，以补充被破坏的红细胞。这种代偿性增生导致网织红细胞计数显著升高。

49. 溶血性贫血患者，是否必须输注洗涤红细胞？

如果患者是自身免疫性溶血性贫血，在输血时建议输注洗涤红细胞，以减少溶血再次发生的概率，但在紧急抢救时，不强调必须应用洗涤红细胞。如果患者是由于葡萄糖 –6– 磷酸脱氢酶缺乏症、阵发性睡眠性血红蛋白尿等所导致的溶血性贫血，输注普通的红细胞悬液即可。

50. 什么是 Evans 综合征？

Evans 综合征一般是指自身免疫性溶血性贫血伴免疫性血小板减少综合征。这是一种由于机体免疫功能紊乱，产生针对自身红细胞和血小板的抗体和 / 或补体，导致红细胞和血小板破坏加速而引起的一种溶血性贫血和血小板减少症。

51. 什么是阵发性睡眠性血红蛋白尿症？

阵发性睡眠性血红蛋白尿症（PNH）是一种慢性血管内溶血性疾病，主要由于红细胞膜的获得性缺陷引起，临床上往往表现睡眠后血红蛋白尿加重。

52. 在我国，地中海贫血好发于哪些地区？

在我国，地中海贫血多发于长江以南的各个省市地区，其中以广西、广东和海南高发。

53. 如何鉴别缺铁性贫血与地中海贫血？

地中海贫血患者通常有家族史，有慢性溶血表现，血片中可见靶型红细胞，并有珠蛋白肽链合成数量异常证据（如基因检测等）。而缺铁性贫血患者血清铁蛋白、骨髓可染铁、血清铁和转铁蛋白饱和度不低且常增高。

（三）淋巴瘤

54. 淋巴瘤有哪些类型？

（1）根据病理分类，分为霍奇金淋巴瘤（Hodgkin lymphoma, HL）和非霍奇金淋巴瘤（Non-Hodgkin lymphoma, NHL）。

（2）根据细胞来源分类，分为 B 细胞淋巴瘤、T/NK 细胞淋巴瘤。

（3）根据自然病程分类，分为惰性淋巴瘤、侵袭性淋巴瘤和高度侵袭性淋巴瘤。

55. 常见的惰性淋巴瘤有哪些？

常见的惰性淋巴瘤包括：小淋巴细胞淋巴瘤、淋巴浆细胞淋巴瘤、边缘区淋巴瘤、滤泡性淋巴瘤和蕈样肉芽肿等。

56. 常见的侵袭性淋巴瘤有哪些？

常见的侵袭性淋巴瘤包括：弥漫大 B 细胞淋巴瘤、套细胞淋巴瘤、外周 T 细胞淋巴瘤、血管免疫母细胞性 T 细胞淋巴瘤、间变性大细胞淋巴瘤、伯基特淋巴瘤、淋巴母细胞淋巴瘤等，其中伯基特淋巴瘤、淋巴母细胞淋巴瘤为高度侵袭性淋巴瘤。

57. 霍奇金淋巴瘤的病理分类有哪些类型？

霍奇金淋巴瘤分为经典型和结节性淋巴细胞为主型霍奇金淋巴

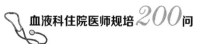

瘤两大类型，经典型霍奇金淋巴瘤又可分为4种组织学亚型，即结节硬化型、富于淋巴细胞型、混合细胞型和淋巴细胞消减型。

58. 淋巴瘤的B症状有哪些?

淋巴瘤的B症状，即全身症状，包括：不明原因发热（体温＞38℃，连续3天及以上）；盗汗（连续7天及以上）及体重减轻（6个月内体重下降10%以上）。

59. 淋巴瘤的Ann-Arbor分期标准有哪些?

淋巴瘤的Ann-Arbor分期经过Cotswold修订后将淋巴瘤分为Ⅰ~Ⅳ期。

Ⅰ期：单个淋巴结区域（Ⅰ）或局灶性单个结外器官（ⅠE）受侵犯。

Ⅱ期：在膈肌同侧的两组或多组淋巴结受侵犯（Ⅱ）或局灶性单个结外器官及其区域淋巴结受侵犯，伴或不伴横膈同侧其他淋巴结区域受侵犯（ⅡE）。

Ⅲ期：横膈上下淋巴结区域同时受侵犯（Ⅲ），可伴有局灶性相关结外器官（ⅢE）、脾受侵犯（ⅢS）或两者皆有（ⅢE+S）。

Ⅳ期：弥漫性（多灶性）单个或多个结外器官受侵犯，伴或不伴相关淋巴结肿大，或孤立性结外器官受侵犯伴远处（非区域性）淋巴结肿大。如肝或骨髓受累，即使局限也属Ⅳ期。

全身症状分组：分为A、B两组。A组，无全身症状。B组，有以下症状之一者：不明原因发热；盗汗；体重减轻。

下列情况需以符号表示：① E：淋巴瘤累及结外器官。单一结外部位受侵，病变侵及与淋巴结／淋巴组织直接相连的器官／组织时，不记录为Ⅳ期，应在各期后记入"E"字母（如左颈部淋巴结受累直接延伸至相连结的皮肤，记录为"Ⅰ E"）。② X：巨大瘤块，纵隔增宽 1/3 以上或融合瘤块最大径＞10 cm。

60. 什么是 IPI 评分？

根据国际预后指数（international prognostic index，IPI），可将非霍奇金淋巴瘤的预后分为低危、低中危、高中危、高危 4 类。可根据 IPI 评分来判断非霍奇金淋巴瘤的预后（表 1、表 2）。

表 1　IPI 评分和危险分层

相关因素	0 分	1 分
年龄（岁）	≤60	＞60
ECOG 评分	0 或 1 级	2~4 级
临床分期	Ⅰ 或 Ⅱ	Ⅲ～Ⅳ
结外受侵部位数目	＜2	≥2
乳酸脱氢酶（LDH）	正常	升高

表 2　非霍奇金淋巴瘤的预后

风险分组	IPI	5 年无进展生存率	5 年总生存率
低危	0 或 1	70%	73%
低中危	2	50%	51%
高中危	3	49%	43%
高危	4 或 5	40%	26%

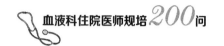

61. 弥漫大 B 细胞淋巴瘤 GCB 型 / 非 GCB 型如何区分?

弥漫大 B 细胞淋巴瘤可根据 Hans 分型,通过免疫指标 CD10、BCL6、MUM1 的表达情况进行区分,分为生发中心亚型(GCB 型)和非生发中心亚型(non-GCB 型)。具体区分标准:若 CD10 阳性或仅 BCL6 阳性,则为 GCB 型;其他均为 non-GCB 型。

62. 滤泡性淋巴瘤的病理分级有哪些?

根据 WHO 淋巴瘤分类方法,滤泡性淋巴瘤可以分为以下 3 个级别。

(1)1 级:每个高倍镜视野内中心母细胞个数为 0~5 个。

(2)2 级:每个高倍镜视野内中心母细胞个数为 6~15 个。

(3)3 级:每个高倍镜视野内中心母细胞个数 >15 个。其中,仍保留少数中心细胞为 3A 级;成片中心母细胞浸润,不见中心细胞者为 3B 级。

63. 什么是 FLIPI-2 评分?

滤泡性淋巴瘤国际预后指数(follicular lymphoma international prognostic index,FLIPI)-2 可以判断预后(表 3)。

表3　滤泡性淋巴瘤国际预后指数（FLIPI）-2 评分系统

项目	0 分	1 分
年龄（岁）	<60	≥60
血红蛋白（g/L）	≥120	<120
淋巴结最长径（cm）	≤6	>6
β_2 微球蛋白	正常	升高
骨髓	未受侵	受侵

注：低危：0~1分；中危：2分；高危：3~5分。

64. 滤泡性淋巴瘤的治疗指征有哪些？

（1）Ⅰ～Ⅱ期：对于不伴大肿块（肿块直径<7 cm）的Ⅰ～Ⅱ期滤泡性淋巴瘤患者，采用局部治疗可使大部分患者获得长期无病生存，对于伴大肿块（肿块直径≥7 cm）的Ⅰ～Ⅱ期 FL 患者，采用抗CD20 单抗 ± 化疗 ± 放疗及局部切除。

（2）Ⅲ～Ⅳ期：应该具备表4中的任意一项时，才建议给予治疗。

表4　Ⅲ～Ⅳ期滤泡性淋巴瘤患者的治疗指征

治疗指征	临床表现
B 症状	38℃以上不明原因发热，盗汗，6 个月内体重下降>10%
异常体征	出现脾大、胸腔积液、腹水等
重要脏器损害	重要器官受累，导致器官功能损害
血液指标	血细胞减少（白细胞计数<1.0×10^9/L 和 / 或血小板计数<100×10^9/L），白血病表现（恶性细胞>5.0×10^9/L），乳酸脱氢酶高于正常值，Hb<120 g/L，β_2- 微球蛋白≥3 g/L
巨大肿块	累及肿块数量≥3；直径≥3 cm 或任何一个淋巴或结外肿块直径≥7 cm（Ann Arbor 分期Ⅲ～Ⅳ期患者）

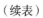

（续表）

治疗指征	临床表现
持续肿瘤进展	2~3 个月内肿块增大 20%~30%，6 个月内肿块增大约 50%
符合临床试验入组标准	根据临床试验要求具体确定

注：具备以上治疗指征中的任意一项时建议给予治疗。

65. 边缘区淋巴瘤按照起源部位分哪几种亚型？

边缘区淋巴瘤是起源于边缘区的 B 细胞淋巴瘤，属于惰性淋巴瘤。按照起源部位的不同，分为 3 种亚型，即结外边缘区淋巴瘤［也称作黏膜相关淋巴组织（mucosa-associated lymphoid tissue, MALT）淋巴瘤］、淋巴结边缘区淋巴瘤和脾边缘区淋巴瘤。其中 MALT 淋巴瘤最常见。

66. 胃 MALT 淋巴瘤病因与什么密切相关？

幽门螺杆菌（Hp）感染及其持续的抗原刺激是胃 MALT 淋巴瘤的主要病因和发病机制。

67. 霍奇金淋巴瘤的首选化疗方案是什么？

霍奇金淋巴瘤首选化疗方案采用 ABVD 方案，包括阿霉素、博来霉素、长春新碱、达卡巴嗪 4 种药物。

68. 非霍奇金淋巴瘤的常用化疗方案是什么？

非霍奇金淋巴瘤常用 CHOP 化疗方案，包括环磷酰胺、多柔比星、长春新碱、泼尼松 4 种药物。

69. 伯基特淋巴瘤病因与什么密切相关？特征性的染色体易位是什么？

伯基特淋巴瘤（Burkitt lymphoma，BL）属于高度侵袭性非霍奇金淋巴瘤，其发病与 EB 病毒感染密切相关。在细胞遗传学方面，t（8;14）（q24;32）是 BL 的特征性标志，是 MYC 基因从 8 号染色体易位至 14 号染色体的免疫球蛋白重链区，导致 MYC 基因的异常表达和肿瘤的过度增殖。

70. 什么是"双打击"淋巴瘤？

"双打击"淋巴瘤是指细胞遗传学特征为同时伴有 MYC 和 $BCL2$ 基因重排，或者 MYC 和 $BCL6$ 基因重排的淋巴瘤。这种淋巴瘤通常具有更高的侵袭性和更差的预后。

71. 淋巴瘤的疗效如何评估？

目前，一般根据 Lugano 2014 淋巴瘤治疗效果评价标准（表 5）。

表5 Lugano 2014 淋巴瘤治疗效果评价标准

疗效	病灶区域	PET-CT 评价	CT 评价
完全缓解	淋巴结及结外受累部位	5分法(5-PS)评分1,2,3分伴或不伴有残存肿块影(咽淋巴环、结外高代谢摄取器官或脾脏或粒细胞集落刺激因子干预后的骨髓,代谢可能高于纵隔/肝血池,此时浸润部位的摄取不超过周围组织时,可判定为完全缓解)	淋巴结病灶长径≤1.5 cm;病灶消失
	不可测量病灶	不适用	消失
	器官增大	不适用	恢复正常
	新病灶	无	无
	骨髓	无氟代脱氧葡萄糖(FDG)代谢增高病变	形态学正常;若形态学不能确定,需免疫组织化学确认阴性
部分缓解	淋巴结及结外受累部位	评分4分或5分,与基线相比摄取降低,影像残存病灶可为任意大小;中期评效时,上述情况提示治疗有效;治疗结束时评效,提示可能病变残存	最多6个淋巴结和结外病灶垂直直径乘积之和降低≥50%,当病灶小到CT无法测量,统一设为5 mm×5 mm;当病灶看不见,设为0 mm×0 mm;当淋巴结大于5 mm×5 mm,取实际值
	不可测量病灶	不适用	消失、消退或维持不变,未增大
	器官增大	不适用	脾脏长径较正常脾脏增大值降低>50%
	新病灶	无	无
	骨髓	比正常骨髓摄取值更高,但较基线低;如果淋巴结缩小情况下骨髓持续存在局灶性异常改变,需要考虑活检或再次扫描	不适用

（续表）

疗效	病灶区域	PET-CT 评价	CT 评价
疾病稳定	淋巴结及结外受累部位	中期或治疗结束时评价，评分为 4 分或 5 分，与基线相比摄取值无明显变化	最多 6 个淋巴结和结外病灶长径与应垂直径乘积之和降低<50%
	不可测量大病灶	不适用	未达疾病进展
	器官增大	不适用	未达疾病进展
	新病灶	无	无
	骨髓	摄取值较基线无变化	不适用
疾病进展	单独的靶病灶（淋巴结靶病灶/淋巴结融合肿块/结外病灶）	评分 4 分或 5 分，中期治疗结束评价时出现新的 FDG 摄取增高病灶	至少满足以下 1 条： （1）1 个淋巴结病灶需符合以下异常条件：长径>1.5 cm 且长径与应垂直径乘积之和最小状态增加≥50%，长径≤2 cm 的病灶，长径或短径增加 1 cm （2）脾大时，长径增加>既往基线增加值的 50%；若基线无脾大，长径需在基础值上增加>2 cm；若基线无脾大，新发或复发脾大
	不可测量病灶	无	新发病灶或原有非可测量病灶明确进展
	新病灶	出现淋巴瘤相关的新发高代谢病灶（排除感染、炎症等），若未明确病性质需行活检或中期评估	原已缓解病灶再次增大；新发淋巴结任意径线>1.5 cm；新发结外病灶任意径线>1.0 cm，若直径<1.0 cm 需明确该病灶是否与淋巴瘤相关；明确与淋巴瘤相关的任意大小病灶
	骨髓	新出现或复发的高代谢摄取	新发或复发的骨髓受累

（四）多发性骨髓瘤

72. 什么是多发性骨髓瘤？

多发性骨髓瘤（multiple myeloma, MM）是一种浆细胞恶性增殖性疾病，骨髓中克隆性浆细胞异常增生并分泌单克隆免疫球蛋白或其片段（M 蛋白），导致相关器官或组织损伤。常见症状包括骨髓瘤相关器官功能损伤的表现，即 "CRAB" 症状，以及淀粉样变性等表现。

73. 什么是 M 蛋白？

M 蛋白（monoclonal protein）是由浆细胞或 B 淋巴细胞单克隆大量增殖所产生的异常免疫球蛋白或其片段（如轻链、重链等）。这类蛋白不仅因其英文首字母为 M 而得名，还与一系列 M 开头的疾病密切相关，包括意义未明单克隆丙种球蛋白血症（MGUS）、多发性骨髓瘤（MM）、巨球蛋白血症（macroglobulinemia）及某些恶性淋巴瘤（malignant lymphoma）。

74. 什么是活动性多发性骨髓瘤？

多发性骨髓瘤是恶性浆细胞疾病中最常见的类型。当达到多发性骨髓瘤诊断标准并引起临床症状时，被称为活动性多发性骨髓瘤（aMM）。

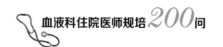

75. 什么是冒烟型骨髓瘤?

冒烟型骨髓瘤（SMM）是指符合多发性骨髓瘤诊断标准，但病情进展缓慢且无临床症状的多发性骨髓瘤。

76. 什么是意义未明单克隆丙种球蛋白血症?

意义未明单克隆丙种球蛋白血症是指血液中出现单克隆免疫球蛋白（IgG、IgA、IgE、IgD、IgM）或单克隆轻链成分，但无恶性B淋巴细胞或浆细胞疾病证据的疾病。

77. MGUS，SMM，aMM 的诊断标准是什么?

MGUS，SMM，aMM 的诊断标准参见表6。

表6 MGUS，SMM，aMM 的诊断标准

诊断	标准
MGUS	血清 M 蛋白<30 g 或 24 h 尿轻链<0.5 g 或骨髓单克隆浆细胞比例<10%，且无 SLiM CRAB
SMM	血清 M 蛋白≥30 g/L 或 24 h 尿轻链≥0.5 g 或骨髓单克隆浆细胞比例≥10% 和 / 或组织活检证明为浆细胞瘤，且无 SLiM CRAB
aMM	骨髓单克隆浆细胞比例≥10% 和 / 或组织活检证明为浆细胞瘤且有 SLiM CRAB 特征之一

注：MGUS：意义未明单克隆丙种球蛋白血症；SMM：冒烟型骨髓瘤；aMM：活动性多发性骨髓瘤。

78. 多发性骨髓瘤的 CRAB 症状有哪些？

多发性骨髓瘤的 CRAB 症状是指疾病发展过程中出现的 4 种典型临床表现，具体包括：

C—高钙血症，校正血清钙＞2.75 mmol/L。

R—肾功能损害，肌酐清除率＜40 mL/min 或血清肌酐＞177 μmol/L。

A—贫血，血红蛋白低于正常下限 20 g/L 或＜100 g/L。

B—溶骨性破坏，通过影像学检查（如 X 线片、CT、MRI 或 PET-CT）显示 1 处或多处溶骨性病变。

79. 多发性骨髓瘤 SLiM 诊断标准是什么？

SLiM 标准是多发性骨髓瘤的一种新的诊断标准，具体包括：

S：骨髓单克隆浆细胞比例≥60%。

Li：受累/非受累血清游离轻链比≥100（受累轻链数值至少≥100 mg/L）。

M：MRI 检测有大于 1 处 5 mm 以上局灶性骨质破坏。

80. 多发性骨髓瘤的分型有哪些？

根据 M 蛋白类型可分为 IgG 型、IgA 型、IgD 型、IgM 型、IgE 型、轻链型、双克隆型以及不分泌型。进一步可根据 M 蛋白的轻链型别分为 κ 型和 λ 型。

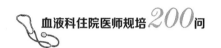

81. 多发性骨髓瘤分期中 DS 分期是什么？

多发性骨髓瘤 Durie-Salmon（DS）分期参见表 7。

表 7 多发性骨髓瘤的 DS 分期体系

分期 / 分型	分期标准
Ⅰ 期	满足以下所有条件： （1）Hb＞100 g/L （2）血清钙≤2.65 mmol/L（11.5 mg/dL） （3）骨骼 X 线片：骨骼结构正常或孤立性骨浆细胞瘤 （4）血清或尿骨髓瘤蛋白产生率低：① IgG＜50 g/L； ② IgA＜30 g/L；③ 本周蛋白＜4 g/24 h
Ⅱ 期	不符合 Ⅰ 和Ⅲ期的所有患者
Ⅲ 期	满足以下 1 个或多个条件： （1）Hb＜85 g/L （2）血清钙＞2.65 mmol/L（11.5 mg/dL）； （3）骨骼检查中溶骨病变大于 3 处 （4）血清或尿骨髓瘤蛋白产生率高：① IgG＞70 g/L； ② IgA＞50 g/L；③ 本周蛋白＞12 g/24 h
亚型	
A 亚型	肾功能正常［肌酐清除率＜40 mL/min 或血清肌酐水平＜177 μmol/L（2.0 mg/dL）］
B 亚型	肾功能不全［肌酐清除率≤40 mL/min 或血清肌酐水平≥177 μmol/L（2.0 mg/dL）］

82. 多发性骨髓瘤分期中 ISS 分期及 R-ISS 分期是什么？

多发性骨髓瘤分期中 ISS 分期及 R-ISS 分期参见表 8。

表 8　多发性骨髓瘤的 ISS 及 R-ISS 分期

分期	ISS 标准	R-ISS 标准
Ⅰ期	β_2 微球蛋白<3.5 mg/L 和白蛋白≥35 g/L	ISS Ⅰ 期和非细胞遗传学高危患者同时乳酸脱氢酶正常水平
Ⅱ期	不符合Ⅰ和Ⅲ期的所有患者	不符合 R-ISS Ⅰ 和Ⅲ期的所有患者
Ⅲ期	β_2 微球蛋白≥5.5 mg/L	ISS Ⅲ 期同时伴有高危细胞遗传学患者或者乳酸脱氢酶高于正常水平

注：高危细胞遗传学是指间期 FISH 检出 del（17P）、t（4;14）、t（14;16）中的一个或多个异常。

83. 多发性骨髓瘤基本的检查项目有哪些？

（1）血液检查：血常规、肝肾功能（如白蛋白、乳酸脱氢酶、尿酸等）、电解质（如钙离子）、凝血功能、血清蛋白电泳（如 M 蛋白含量）、免疫固定电泳、β_2 微球蛋白、血清免疫球蛋白定量（如轻链）等。

（2）尿液检查：尿常规、24 h 尿蛋白定量、尿免疫固定电泳、尿轻链检测等。

（3）骨髓检查：骨髓细胞学涂片分类、骨髓活检结合免疫组织化学分析。

（4）影像学检查：如 X 线、CT、MRI 等。

84. 轻链与游离轻链有何区别？

轻链是免疫球蛋白中分子量较小的肽链，可分为 κ 轻链和 λ 轻链，正常情况下，人体每天产生约 500 mg 轻链。免疫球蛋白（Ig）

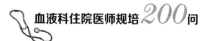
单体由2条轻链和2条重链经二硫键连接而成。然而，约有40%的轻链未能与重链结合，而是处于游离状态，即游离轻链（FLC）。血清游离轻链（sFLC）灵敏度更高，半衰期更短，因而能够更及时反映病情变化。

85. 骨髓瘤化疗中常见的不良反应有哪些？

骨髓瘤化疗中常见的不良反应主要包括：感染、骨髓抑制、肝功能异常、过敏、带状疱疹、心脏病变（如心律失常与心功能不全等）、外周神经炎、胃肠道反应、血栓事件、肾功能不全、电解质紊乱、激素相关不良反应等。

86. 多发性骨髓瘤骨病的临床表现和影像学特点有哪些？

多发性骨髓瘤骨病的临床表现主要为骨痛，影像学特点为骨质疏松、溶骨性破坏、骨折等。

87. 多发性骨髓瘤完全缓解的标准是什么？

多发性骨髓瘤完全缓解（CR）标准包括：① 血清和尿免疫固定电泳阴性，软组织浆细胞瘤消失，骨髓中浆细胞<5%。② 在对仅依靠血清游离轻链水平作为可测量病变的患者，除了满足以上完全缓解的标准，还要求血清游离轻链的比值连续2次评估均恢复正常。

88. 多发性骨髓瘤部分缓解的标准是什么？

多发性骨髓瘤部分缓解（PR）的标准包括：① 血清 M 蛋白减少≥50%，24 h 尿 M 蛋白减少≥90% 或降至<200 mg/24 h；② 如果血清和尿中 M 蛋白无法检测，要求受累与未受累血清游离轻链之间的差值缩小≥50%；③ 如果血清和尿中 M 蛋白以及血清游离轻链都不可测定，并基线骨髓浆细胞比例≥30% 时，则要求骨髓内浆细胞数目减少≥50%；④ 除了上述标准，如果基线存在软组织浆细胞瘤，则要求可测量病变最大垂直径乘积之和缩小≥50%。以上血清学和尿 M 蛋白指标均需连续 2 次评估，同时应无新的骨质病变发生或原有骨质病变进展的证据。

89. 多发性骨髓瘤非常好的部分缓解标准是什么？

多发性骨髓瘤非常好的部分缓解（VGPR）标准包括：① 血清蛋白电泳检测不到 M 蛋白，但血清和尿免疫固定电泳仍阳性。② M 蛋白降低≥90% 且尿 M 蛋白<100 mg/24 h。③ 在仅依靠血清游离轻链作为可测量病变的患者。除了满足以上非常好的部分缓解的标准，还要求连续 2 次受累和未受累血清游离轻链之间的差值缩小>90%。

（五）骨髓增生异常综合征

90. 全血细胞减少症的鉴别诊断要点有哪些？

全血细胞减少症，即所有 3 种血细胞系（红系、粒系、巨核系）均减少，可能表现为贫血、白细胞减少或血小板减少等症状。其主要诊断思路涵盖以下 3 个方面：

（1）血细胞消耗过多：需考虑的诊断包括自身免疫介导的全血细胞减少、脾功能亢进；以及阵发性血红蛋白尿和自身免疫性溶血等。

（2）骨髓生成血细胞减少：主要分为营养性和非营养性因素。① 营养性因素主要包括巨幼细胞性贫血和缺铁性贫血。② 非营养性因素主要包括骨髓增生异常综合征、急性白血病、骨髓瘤、淋巴瘤、再生障碍性贫血、骨髓纤维化、噬血细胞综合征、恶性实体肿瘤血液系统浸润等。

（3）其他因素：药物或感染引起的急性造血功能停滞等。

91. 骨髓增生异常综合征的诊断标准中，骨髓中原始细胞的比例要求是多少？

骨髓增生异常综合征（myelodysplastic syndromes, MDS）的诊断标准中，骨髓中原始细胞的比例要求是 0%~19%。

92. 骨髓增生异常综合征的 WHO 分型有哪些？

骨髓增生异常综合征（MDS）的 WHO 分型参见表 9。

表 9　骨髓增生异常性肿瘤分类和定义

分型	原始细胞	细胞遗传学	基因突变
MDS 伴特定遗传学异常			
MDS 伴低原始细胞和孤立 5q 缺失 (MDS-5q)	骨髓<5% 且外周血<2%	孤立 5q-，或伴除 -7 和 7q- 以外的一个核型异常	
MDS 伴低原始细胞和 SF3B1 突变 (MDS-SF3B1)[1]	骨髓<5% 且外周血<2%	不伴 5q-、-7 或 SF3B1 复杂核型	
MDS 伴 TP53 双等位基因改变 (MDS-biTP53)	骨髓和外周血<20%	通常为复杂核型	≥2个 TP53 位点突变，或单一突变伴 TP53 拷贝丢失，拷贝中性杂合性缺失
形态学定义的 MDS			
MDS 伴低原始细胞 (MDS-LB)	骨髓<5% 且外周血<2%		
低增生 MDS (MDS-h)[2]			
MDS 伴原始细胞增多 (MDS-IB)			
MDS-IB1	骨髓 5%~9% 或外周血 2%~4%		
MDS-IB2	骨髓 10%~19% 或外周血 5%~19% 或出现 Auer 小体		
MDS 伴纤维化 (MDS-f)	骨髓 5%~19%；外周血 2%~19%		

注：[1]≥15%环形铁粒幼细胞可命名为"MDS 伴低原始细胞和环形铁粒幼细胞"；[2]定义为骨髓增生≤25%（根据年龄调整）；MDS，骨髓增生异常性肿瘤；SF3B1，剪接因子 3b 亚基 1。

93. 骨髓增生异常综合征的骨髓形态特点是什么？

骨髓增生异常综合征（MDS）的骨髓形态特点主要包括以下几点：① 可合并原始粒细胞增加，但<20%。② 髓系细胞成熟障碍明显，可能观察到不同比例的粒细胞前体，且常见细胞成熟停止在中幼粒细胞阶段。③ 红系增生常见（与无效红细胞生成有关），但红细胞再生障碍和/或减少也偶有发生。④ 巨核细胞数量通常正常或增多，有时成簇分布。⑤ 其他细胞系方面，可见反应性淋巴细胞增多、淋巴样细胞聚集、组织细胞/巨噬细胞增多和/或假性戈谢组织细胞。⑥ 多半数患者可出现轻至中度的骨髓纤维化。

94. 骨髓增生异常综合征的临床表现有哪些？

骨髓增生异常综合征（MDS）的临床表现具有非特异性。有些患者可能表现出乏力、感染、瘀斑或血细胞减少等症状，而有些患者并没有症状，常因常规血细胞计数异常而就诊。

95. 骨髓增生异常综合征的治疗方法有哪些？

骨髓增生异常综合征（MDS）的治疗方法包括支持治疗、免疫调节剂治疗、免疫抑制剂治疗，中医治疗、去甲基化药物、化疗、异基因造血干细胞移植等。

（六）骨髓增殖性肿瘤

96. *BCR::ABL1* 阴性的 3 种经典骨髓增殖性肿瘤分别是什么？

BCR::ABL1 阴性的 3 种经典骨髓增殖性肿瘤分别是真性红细胞增多症（PV）、原发性血小板增多症（ET）和原发性骨髓纤维化（PMF）。

97. 骨髓增殖性肿瘤的 3 种驱动基因是什么？

骨髓增殖性肿瘤的 3 种驱动基因是 *JAK2*、*MPL* 和 *CALR* 基因。

98. 芦可替尼的主要作用机制和不良反应是什么？

芦可替尼是一种选择性酪氨酸激酶 -Janus 激酶（JAK）抑制剂，JAK 蛋白酪氨酸激酶是一种非受体型蛋白酪氨酸酶，与细胞生长、增殖关系密切，且在与造血相关的细胞因子和生长因子的信号转导过程中发挥主要作用。

骨髓纤维化（MF）已知与 JAK1 和 JAK2 信号失调有关联，芦可替尼作为 JAK1/JAK2 选择性抑制剂，它可以结合到 JAK1 和 JAK2 激酶上，抑制 JAK1 和 JAK2 信号，进而下调 JAK1 介导的促炎症细胞因子，调节 JAK2 相关促红细胞生成及免疫细胞活化功能，还可抑制 JAK-STAT 通道的活化，从而靶向性压低该通道异常增强的信号，调整下游细胞的增殖作用。

芦可替尼的不良反应主要有骨髓抑制、感染、非黑色素瘤皮肤癌、血脂升高等。

（七）出血性疾病

99. 会造成出血性疾病发生的因素有哪些？

出血性疾病的发生可由多种因素引起，主要包括血管壁异常、血小板异常、凝血因子异常、纤维蛋白溶解亢进等。

100. 维生素 K 依赖的凝血因子有哪些？

维生素 K 参与合成多种凝血因子，包括凝血因子 II（凝血酶原）、VII（渐变加速因子）、IX（抗血友病蛋白 B）、X（自体凝血酶原 C）。

101. 血友病 A 患者缺乏的凝血因子是什么？

血友病 A 患者缺乏凝血因子 VIII（抗血友病蛋白 A）。

102. 血友病 B 患者缺乏的凝血因子是什么？

血友病 B 患者缺乏凝血因子 IX（抗血友病蛋白 B）。

103. 血友病是由什么染色体遗传的？

血友病是一种 X 染色体隐性遗传病。

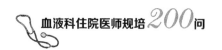

104. 弥散性血管内凝血的常见病因有哪些?

弥散性血管内凝血(disseminated intravascular coagulation, DIC)的常见病因包括严重感染、恶性肿瘤、病理产科、手术及创伤等。

105. 弥散性血管内凝血最本质的病理变化是什么?

弥散性血管内凝血最本质的病理变化是微血栓的形成。

106. 弥散性血管内凝血重要的实验室指标有哪些?

弥散性血管内凝血重要的实验室指标有血小板减少、凝血酶原时间(PT)及活化部分凝血酶原时间(APTT)延长、纤维蛋白原(FIB)减少、纤维蛋白降解产物(FDP)增高、D- 二聚体(DD)升高。

107. 弥散性血管内凝血的治疗原则?

弥散性血管内凝血的主要治疗措施包括:去除病因和诱因;抗感染、抗凝、抗纤溶、补充凝血因子;对症支持治疗。

108. 血栓性血小板减少性紫癜的致病原因是什么？

血栓性血小板减少性紫癜（TTP）是一种罕见的血液疾病，其致病原因是 ADAMTS 13（一种金属蛋白酶）活性严重下降。

109. 血栓性血小板减少性紫癜的三联征、五联征包括哪些？

血栓性血小板减少性紫癜三联征包括：血小板消耗性减少、微血管病性溶血和神经精神症状。血栓性血小板减少性紫癜五联征，即在三联征的基础上加上肾脏损害和发热。

110. 免疫性血小板减少症（ITP）的概念是什么？

免疫性血小板减少症（immune thrombocytopenia，ITP），是一种获得性自身免疫性出血性疾病，主要特点为无明显诱因的孤立性外周血血小板减少。

111. ITP 的血常规特点有哪些？

ITP 的血常规特点主要表现为血小板计数减少，而血细胞形态通常无异常，白细胞数量一般不低。

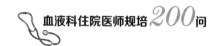

112. ITP 的骨髓形态学特点有哪些？

ITP 减少症患者的骨髓形态学特点为骨髓中巨核细胞数正常或增多，但伴有成熟障碍，即巨核细胞无法正常发育为成熟的血小板。

113. ITP 应与哪些疾病鉴别诊断？

ITP 的鉴别诊断需要排除其他可能导致血小板减少的疾病，如白血病、淋巴系统增殖性疾病、骨髓瘤、骨髓增生异常综合征、再生障碍性贫血等。

114. ITP 需要治疗的标准是什么？

ITP 患者需要治疗的标准主要包括血小板计数 $<30 \times 10^9$/L 或存在出血风险。

115. ITP 的一线治疗方案是什么？

ITP 的一线治疗包括：

1. 糖皮质激素：① 短程大剂量地塞米松（40 mg/d，共 4 天）；② 泼尼松 1 mg·kg^{-1}·d^{-1}。

2. IVIg：丙种球蛋白 [0.4 g/（kg·d）×5 d，用于发生危及生命的出血等紧急情况或激素不耐受或有禁忌证者]。

（八）造血干细胞移植

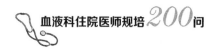

116. 造血干细胞移植中干细胞的来源包括哪些?

造血干细胞的来源可根据不同标准进行分类。

（1）按干细胞获取细胞途径分类：可分为骨髓干细胞、外周血干细胞和脐带血干细胞。

（2）按供者来源分类：可分为自体干细胞、异体同基因干细胞（同卵双生）、异基因干细胞。

（3）按供受者有无血缘关系分类：可以分为亲缘造血干细胞和非血缘造血干细胞。

（4）按供受者人类白细胞抗原匹配程度分类：异基因干细胞还可进一步分为全相合、不全相合以及单倍型（此指染色体）相合等。

117. 自体和异基因造血干细胞移植治疗恶性血液病分别主要依赖哪类作用?

自体造血干细胞移植通常用于对化疗敏感的淋巴瘤、骨髓瘤等疾病，治疗作用主要依赖移植预处理的大剂量化疗。异基因造血干细胞移植则在移植预处理化疗作用的基础上，后期免疫重建后还可具有移植物抗肿瘤作用，能在患者体内发挥长期免疫监视，更多用于白血病。

118. 哪些疾病需要考虑造血干细胞移植?

需要考虑进行造血干细胞移植的疾病包括：① 造血功能衰竭、

短期内无法恢复而危及生命的重型再生障碍性贫血、重症地中海贫血、低增生骨髓增生异常综合征等。② 常规抗肿瘤治疗无法长期维持缓解、需要发挥移植物抗宿主病作用的恶性血液病，如白血病等。③ 对化疗药物敏感、能够从高强度化疗中获益的恶性血液病，如骨髓瘤、淋巴瘤以及部分白血病等。

119. 异基因造血干细胞移植所采用的组织配型是什么？

异基因造血干细胞移植所采用的组织配型是主要组织相容性抗原（major histocompatibility complex，MHC），也称为人类白细胞抗原（human leukocyte antigen，HLA）。

120. 哪些人可以作为造血干细胞移植的供者？

对于需要接受异基因造血干细胞移植的患者来说，潜在供者包括 HLA 相合的同胞、单倍型相合的血缘亲属、HLA 相合非血缘捐献者、可允许错配的非血缘捐献者以及可允许错配的脐带血。对于接受自体造血干细胞移植的患者，不要求骨髓内无可检测到的肿瘤细胞，能分离采集到足够重建造血的干细胞即可。

121. 异基因造血干细胞移植需要终身服用免疫抑制剂吗？

不需要。异基因造血干细胞移植后，免疫抑制剂一般服用

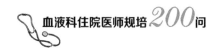

3~12 个月（根据病情而定），在达到供受者免疫耐受并形成稳定的嵌合体后即可停用。

122. 什么是造血干细胞移植后造血重建？

造血重建是指在不需要粒细胞集落刺激因子的情况下，连续 3 天中性粒细胞绝对计数大于 0.5×10^9/L；在不需要血小板输注的情况下，连续 7 天血小板计数大于 20×10^9/L。

123. 什么是造血干细胞移植后免疫重建？

造血干细胞移植后免疫重建通常发生在移植后的 1~2 年内，包括体液免疫和细胞免疫的重建，具体表现为免疫球蛋白定量、淋巴细胞亚群检测均在正常范围。

124. 异基因造血干细胞移植中，供受者血型不同会发生什么？

在异基因造血干细胞移植中，如果供受者血型不同，会发生血型转换。造血干细胞植入后，会因来自供者干细胞而逐渐表达供者的血型抗原（正定型），移植后早期可能保留低滴度的自身血型抗体（反定型），但后期这些抗体会逐渐消退并产生与供者血型对应的血型抗体。

125. 造血干细胞移植会出现哪些与移植相关的并发症？

特殊的移植并发症主要是指异基因造血干细胞移植成功后发生的移植物抗宿主病（graft-versus-host disease，GVHD），这是因为供受者 MHC 不同产生的免疫反应。另外，造血干细胞移植是一种特殊的病理生理过程，其间会出现 2 周左右的重度骨髓抑制期，可能并发严重的感染和出血。干细胞植入后免疫重建需要 1~2 年，其间病毒再激活等机会性感染风险较大。

二、并发症篇

126. 与化疗相关的恶心、呕吐的防治措施有哪些?

与化疗相关的恶心、呕吐的防治,除了调节饮食、心理疏导等方式,主要给予药物治疗。常用的药物包括组胺受体阻断剂、5-羟色胺受体阻断剂、阿瑞匹坦、糖皮质激素、镇静药物等。这些药物可根据止吐强度联合用药以提高治疗效果。另外,也可以口服胃黏膜保护剂、抑酸剂、胃肠动力药等进行治疗。

127. 与化疗相关的便秘的临床危害及处理原则有哪些?

便秘易诱发痔,且在粒细胞缺乏期还可能因肛周黏膜伤口增加感染风险。处理便秘的重点在于早期充分饮水及高膳食纤维饮食,促进胃肠蠕动,维持水盐平衡。同时,应及时给予润肠通便的医疗支持。

128. 什么是免疫化疗后 HBV 再激活?

在免疫化疗或免疫抑制剂治疗期间或之后,如果出现以下情况之一者,即可定义为 HBV 再激活。

(1)血清 HBV DNA 由不可测转为可测。

(2)HBV DNA 载量比基线水平升高 10 倍以上,如 $10^3 \sim 10^4$ copy/mL。

(3)病毒载量变化不大,但以 ALT 升高为主要表现的肝脏炎

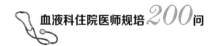

症损伤加重。例如，ALT 由正常变为异常，并可排除原发病、药物性肝损伤等其他原因导致的肝功能损害。

129. 淋巴瘤免疫化疗后 HBV 再激活如何预防和治疗？

对于淋巴瘤免疫化疗前 HBV 表面抗原阳性患者，应尽快启动有效的抑制乙肝病毒复制治疗，并持续至化疗或免疫抑制治疗结束后 6~12 个月，期间应定期检测病毒载量。对于 HBsAg 阴性和抗 HBc 阳性患者，若 HBV DNA 由不可测转为可测，在使用 B 细胞单克隆抗体或进行造血干细胞移植，或伴进展期肝纤维化 / 肝硬化等情况下，也应启动有效的抑制乙肝病毒复制治疗。

130. 血液肿瘤治疗结束后可以随即停用抗乙肝病毒复制药物吗？

不能。因为抗肿瘤治疗结束后一段时间，患者仍然处于免疫低下状态，此时停止乙肝病毒抑制治疗后可能会出现 HBV 再激活，伴随着免疫功能恢复更容易引起严重的与肝炎病毒相关的免疫损伤。所以需要维持治疗至免疫功能完全恢复，再根据那时乙肝病毒的感染情况决定是否继续用药。治疗期间应每 1~3 个月监测 HBV DNA 及肝脏生物化学指标。

131. 化疗患者水痘－带状疱疹病毒的再激活如何防治?

化疗患者水痘－带状疱疹病毒的再激活防治,可采用阿昔洛韦0.4 g,每天 2 次口服进行预防。对于低丙种球蛋白血症者,应给予人免疫球蛋白替代补充,维持 IgG>5 g/L。一旦发生带状疱疹,则需尽快给予治疗量的抗病毒药物,如伐昔洛韦 1 g,每天 3 次。同时,应保持疱疹处皮肤干燥,避免皮肤破溃渗出引起继发感染。有神经损伤症状的患者,给予加巴喷丁等药物进行止痛治疗。

132. 巨细胞病毒感染如何预防及治疗?

巨细胞病毒感染的防治,对于异基因造血干细胞移植患者,可予来特莫韦口服预防。同时,应监测有核细胞 CMV(cytomegalovirus)病毒载量,采取抢先治疗原则,一旦 CMV DNA$\geq 10^3$/mL,即可经静脉给予更昔洛韦和 / 或磷钾酸钠,直至病毒载量低于检测水平下限,同时可评估能否减撤免疫抑制剂。

133. 肺孢子菌如何预防及治疗?

对于高感染风险患者,可采用复方磺胺甲噁唑进行预防,每周服用 2 天(每次 0.96 g,每天 2 次),一旦发生肺孢子菌感染,则需按体重给予标准治疗(根据轻症、重症进行分层治疗)。同时,可评估患者情况,适时减撤免疫抑制剂。

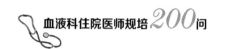

134. 如何预防及处理与化疗相关的口腔黏膜炎？

化疗相关口腔黏膜炎的主要诱因为某些化疗药物损伤及长期粒细胞减少。处理原则包括：① 减少黏膜创面继发感染，常用药物包括灭菌性漱口液，如西吡氯铵、制霉菌素含漱液、甲硝唑漱口液等，以及减少口腔念珠菌定植的 5% 碳酸氢钠溶液等。② 促进黏膜修复，可使用康复新液、西帕依固龈液、重组人碱性 / 酸性成纤维细胞生长因子、人粒细胞巨噬细胞刺激因子、亚叶酸钙溶液、外用溃疡散和白细胞介素 −11 溶液等。

135. 如何鉴别肿瘤热和感染性发热？

肿瘤热主要源于肿瘤细胞释放的一些致热源或肿瘤坏死引起的吸收热等，大多数患者体温不超过 38.5℃。而感染性发热则是由病原体引起人体免疫应答，释放内源性致热源所致，一般体温比较高，短期内可以快速上升，甚至超过 40℃，并伴随感染局部征象。二者均可通过非甾体抗炎药、糖皮质激素等药物进行抗炎，达到临时退热。但肿瘤热更侧重原发肿瘤的治疗，而感染性发热更需要针对性的抗病原微生物治疗。

136. 什么是粒细胞缺乏伴发热？

粒细胞缺乏伴发热的定义包括两个方面：① 外周血中性粒细胞绝对计数（ANC）$<0.5 \times 10^9$/L 或预计 48 h 后 ANC$<0.5 \times 10^9$/L，严

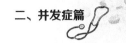
重粒细胞缺乏是指 ANC<0.1×10^9/L；② 单次口腔温度≥38.3℃（腋温≥38.0℃），或口腔温度≥38.0℃（腋温≥37.7℃）持续超过 1 h。

137. 粒细胞缺乏伴发热常见的感染部位有哪些？

粒细胞缺乏伴发热的最常见感染部位为肺部（占 49.5%）、上呼吸道（占 16%）、肛周组织（占 9.8%）及血流（占 7.7%）。

138. 粒细胞缺乏伴发热的常见病原微生物是什么？

导致粒细胞缺乏伴发热的病原微生物通常为条件致病菌，主要以革兰氏阴性杆菌为主，占比达 70% 以上，最常见的病原菌包括大肠埃希氏菌、肺炎克雷伯菌、铜绿假单胞菌、嗜麦芽窄食单胞菌和鲍曼不动杆菌等。另有少部分为革兰氏阳性球菌（包括肠球菌、链球菌、金黄色葡萄球菌和凝固酶阴性葡萄球菌）或真菌感染（如念珠菌等）。

139. 粒细胞缺乏伴发热的处理原则是什么？

在处理粒细胞缺乏伴发热时，应在危险分层和耐药危险因素评估后，尽快启动抗菌药物初始经验性治疗，而不必等待微生物检测结果。需综合评估患者情况（如危险分层、感染部位、脏器功能、耐药危险因素等），病原菌特点（结合本区域、本院和科室感染的流行病学覆盖耐药菌）以及抗菌药物特性（如广谱性、药物代谢和动

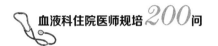

力学、不良反应等），选择能覆盖最常见和毒力较强的病原菌，并具有抗假单胞菌活性和安全性良好的抗菌药物。同时，需注意与化疗药物、免疫抑制剂之间不良反应的叠加。对于低危患者，初始治疗可采用口服或静脉注射药物治疗；而高危患者需住院并静脉应用抗菌药物，选择能覆盖铜绿假单胞菌和其他严重革兰氏阴性杆菌的广谱抗菌药物。

140. 粒细胞缺乏伴感染什么时候需要覆盖阳性菌？

粒细胞缺乏伴感染在以下情况下需要覆盖阳性菌：① 血流动力学不稳定或有其他严重血流感染证据。② X 线影像学确诊的肺炎。③ 在最终鉴定结果及药敏试验结果报告前，血培养为革兰氏阳性球菌。④ 临床疑有严重导管相关感染。⑤ 任一部位的皮肤或软组织感染。⑥ 耐甲氧西林金黄色葡萄球菌（MRSA）、耐万古霉素肠球菌（VRE）或耐青霉素肺炎链球菌定植。⑦ 严重黏膜炎且已接受氟喹诺酮类药物预防和头孢他啶经验性治疗。

141. 临床常用真菌监测指标及提示意义是什么？

临床常用真菌监测指标，包括 G 试验和 GM 试验，二者均为真菌感染筛查血清学诊断实验技术，G 试验适用于除隐球菌和接合菌（如毛霉菌）外的所有深部真菌感染的早期诊断，而 GM 试验则针对侵袭性曲霉菌感染的早期诊断。由于二者均可以出现假阳性和假阴性结果，因此不能够单凭阳性结果即做出诊断，还需要结合患

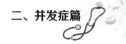

者的临床表现、影像学表现及微生物培养结果进行综合判断。

142. 什么是肿瘤溶解综合征，如何防治？

肿瘤溶解综合征可发生于任何肿瘤细胞增殖速度快及治疗后肿瘤细胞大量死亡的患者，常见于急性白血病、高度恶性淋巴瘤等。肿瘤溶解综合征是由于大量的癌细胞发生迅速死亡后，一些代谢产物释放进入血液循环，导致高尿酸血症、高钾血症、高钙血症等代谢紊乱，最终可能引起急性肾衰竭。为了预防该病的发生，在抗肿瘤治疗前应给予预防性的处理措施。包括：① 静脉输液补液，每天液体量保证 2~3 L。② 应用利尿剂（如呋塞米）增加尿量。③ 口服别嘌呤醇促进嘌呤排出。应用碳酸氢钠碱化尿液，增加尿酸溶解等。同时，要密切监测电解质，如发生异常应及时处理。

143. 什么是白细胞淤滞综合征，如何防治？

白细胞淤滞综合征通常是指患者的外周血管内存在大量未成熟白细胞，导致血液黏稠度升高、微循环障碍或血栓形成，进而可能造成器官功能衰竭。一般可在抗凝基础上采取水化及碱化尿液、进行白细胞单采术、化学治疗等方法处理。

144. 急性早幼粒细胞白血病的严重出血倾向主要原因是什么？如何处理？

急性早幼粒细胞白血病（APL）的早期出血倾向主要由原发性

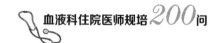
纤溶亢进和大量细胞溶解诱发的弥散性血管内凝血（DIC）所致。对于因明显活动性出血就诊的患者，应警惕 APL 的可能性，并筛查血常规及凝血指标，一旦异常，即应给予全反式维 A 酸经验性治疗，并积极补充纤维蛋白原及血小板。同时，应及时完善骨髓检查，确诊后按预后分层进行治疗。

145. 采用全反式维 A 酸治疗急性早幼粒细胞白血病，常见不良反应是什么？

采用全反式维 A 酸治疗急性早幼粒细胞白血病时，常见不良反应为分化综合征（differentiation syndrome，DS）。DS 是白血病治疗过程中可能发生的一种严重的药源性疾病，目前认为是 ATRA 诱导髓样细胞释放细胞因子、增加细胞表面整合素表达、促使髓样细胞与血管内皮黏附、增加血管通透性并促进炎性反应介质和细胞因子的释放所致。DS 的临床表现包括：① 不明原因发热；② 呼吸困难；③ 胸腔或心包积液；④ 影像学提示肺部浸润；⑤ 急性肾衰竭；⑥ 低血压；⑦ 体重增加≥5 kg。符合以上 2~3 个临床表现者属轻度 DS，≥4 个者属重度 DS。

146. 采用砷剂治疗急性早幼粒细胞白血病，常见不良反应是什么？

采用砷剂治疗急性早幼粒细胞白血病时，常见血液学毒性为骨髓抑制，而非血液学毒性包括消化道症状（如恶心、呕吐、腹痛）、药物性肝损害、多发性神经炎、心脏传导系统损害（如心电图 Q-T

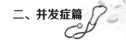

间期延长，严重者可引起尖端扭转性心律失常）。

147. 骨髓抑制期消化道出血的处理原则有哪些？

骨髓抑制期消化道出血的处理原则与其他疾病致消化道出血处理原则相似。在处理过程中，应积极提升患者的血小板数量，输注血制品以提供支持，并加强继发胃肠道感染的防治。

148. 骨髓抑制期鼻腔出血如何处理？

骨髓抑制期鼻腔出血时，患者应争取半卧位以防止倒流误吸，明确出血部位及出血量，积极输注血小板，头面部物理降温收缩血管，局部给予棉球、明胶海绵、膨胀海绵等压迫止血，必要时耳鼻喉科会诊后鼻腔填塞止血，也可使用云南白药、酚磺乙胺、注射用蛇毒血凝酶（巴曲亭）、氨甲苯酸（止血芳酸）等促凝抗纤溶药物来辅助治疗。

149. 免疫治疗后细胞因子释放综合征的致病机制及处置原则有哪些？

细胞因子释放综合征是由于 T 淋巴细胞活化后招募多种免疫效应细胞产生连锁反应式的免疫应答，导致大量炎症因子释放，并造成正常组织损伤。细胞因子释放综合征临床症状多样，包括毛细血管渗漏、补体系统激活、急性呼吸窘迫综合征（ARDS）及弥散性血管内凝血等。可参照美国血液与骨髓移植学会（ASTCT）分级管

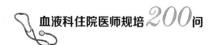

理,加强免疫细胞治疗相关神经毒性的防治工作。

150. 药物性肝损伤的定义及处理原则有哪些?

药物性肝损伤是指各类非处方或者处方化学药物,包括生物制剂、传统中药、天然药物等,甚至保健品、膳食补充的代谢产物及其辅料所诱发的肝损伤。这种损伤通常会导致谷丙转氨酶、谷草转氨酶、碱性磷酸酶、γ-谷氨酰转肽酶、胆红素、白蛋白等异常。根据发病时间药物性肝损伤分为急性肝损伤与慢性肝损伤,根据病情轻重又可分为5级。其治疗首要原则是及时停用相关药物,可参照《中国药物性肝损伤诊治指南(2023)》进行分层治疗。必要时,可给予糖皮质激素以缓解病情。

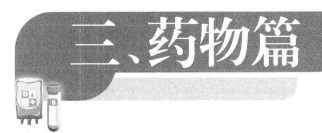

三、药物篇

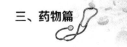

151. 利妥昔单抗作用机制及主要用途是什么？

利妥昔单抗是一种针对 CD20 的单抗药物，主要用于治疗 B 细胞淋巴瘤、慢性淋巴细胞白血病，还可用于难治性免疫性血小板减少性紫癜（ITP）、移植后淋巴增殖性疾病（PTLD）以及某些自身免疫疾病等治疗。

152. 利妥昔单抗的主要不良反应是什么？

利妥昔单抗的主要不良反应：① 输液反应，表现为发热、畏寒、寒战、皮疹、低血压等，通常用药前予激素预防；② 血液毒性，表现为血细胞减少；③ 可能导致乙肝再激活，需监测乙肝两对半和乙肝 DNA，必要时进行抗病毒治疗；④ 感染；⑤ 免疫性肺损伤。

153. 治疗慢性髓细胞性白血病常用的酪氨酸激酶抑制剂有哪些？

治疗慢性髓细胞性白血病常用的酪氨酸激酶抑制剂包括：① 第一代药物：甲磺酸伊马替尼；② 第二代药物：尼洛替尼、达沙替尼、氟马替尼；③ 第三代药物：奥雷巴替尼、普纳替尼。

154. 维奈克拉的作用机制及用药注意事项有哪些？

维奈克拉为 BCL-2（一种抗凋亡蛋白）抑制剂，通过与 BCL-2

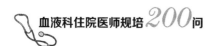

蛋白结合，促进肿瘤细胞凋亡。用药前需注意肿瘤溶解综合征的风险，应充分水化，预防性降尿酸，并在白细胞计数小于 25×10^9/L 时开始用药。剂量爬坡期注意监测血生化指标。

155. 血液系统常用的表观调控药物有哪些?

血液系统常用的表观调控药物包括：① 去甲基化药物，如地西他滨、阿扎胞苷；② 组蛋白去乙酰化酶抑制剂，如西达本胺。

156. 什么是 CART?

CART（chemic antigen receptor T-cell）即嵌合抗原受体 T 细胞，临床主要用于复发难治 B 细胞淋巴瘤、复发难治 B 细胞急性淋巴细胞白血病（B-ALL）及复发难治多发性骨髓瘤。

157. 来那度胺的作用机制及主要用途有哪些?

来那度胺是一种免疫调节剂，主要用于治疗多发性骨髓瘤和 B 细胞淋巴瘤。

158. 硼替佐米的作用机制及主要不良反应有哪些?

硼替佐米是蛋白酶体抑制剂，通过抑制蛋白酶体的活性来发挥抗肿瘤作用。主要不良反应包括：骨髓抑制、胃肠道反应（如腹

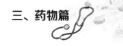

泻、便秘等）、周围神经病变等。

159. 血液肿瘤常用的蒽环类药物有哪些？

血液肿瘤常用的蒽环类药物包括：柔红霉素、阿霉素、去甲氧柔红霉素等。

160. 蒽环类药的常见不良反应有哪些？

蒽环类药的常见不良反应包括：骨髓抑制、胃肠道反应、心脏毒性（为剂量限制性毒性）、黏膜炎、脱发等。

161. 甲氨蝶呤抗肿瘤机制及主要用途有哪些？

甲氨蝶呤通过竞争性抑制二氢叶酸还原酶，使其不能还原为四氢叶酸，干扰嘌呤及嘧啶核苷合成，从而影响 DNA 的合成。甲氨蝶呤主要用于急性淋巴细胞白血病的巩固治疗、淋巴瘤治疗、中枢神经系统白血病 / 淋巴瘤的治疗及预防。

162. 甲氨蝶呤用药注意事项有哪些？

甲氨蝶呤主要不良反应包括：口腔及消化道黏膜炎、肝功能异常、骨髓抑制和巨幼细胞贫血。用药前充分水化、碱化，并给予亚叶酸钙解救，预防黏膜炎。肾功能不全者可导致药物代谢延迟，用药后需监测肾功能和甲氨蝶呤浓度。

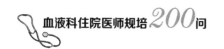

163. 环磷酰胺用药注意事项有哪些？

环磷酰胺用药注意事项包括：① 骨髓抑制：需密切监测血常规；② 感染：应防治感染；③ 尿道和肾毒性：可能导致出血性膀胱炎、肾盂肾炎、输尿管炎、血尿等，应使用足量美司钠和加强补液促进利尿，监测肾功能；④ 心脏毒性。

164. 培门冬酶的抗肿瘤机制及用药注意事项有哪些？

培门冬酶通过耗竭血浆中的门冬酰胺而选择性地杀伤白血病细胞（白血病细胞缺乏门冬酰胺合成酶而不能合成门冬酰胺）。用药注意事项包括：① 过敏反应；② 凝血功能异常：低纤维蛋白原，凝血酶原时间（PT）、活化部分凝血活酶时间（APTT）延长致出血或血栓；③ 胰腺炎：应低脂饮食，并监测淀粉酶、脂肪酶；④ 肝功能异常。

165. 长春碱类药物的主要不良反应有哪些？

长春碱类为抗微管蛋白药物，其主要不良反应为神经毒性，呈剂量依赖性，最常累及外周神经，也可累及自主神经。

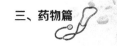

166. 什么是大剂量阿糖胞苷？应用注意事项有哪些？

大剂量阿糖胞苷为 $3\ g/m^2 q12\ h \times 3\ d$ 的用药方案。应用时需注意阿糖胞苷综合征，其症状表现为发热、肌痛、周身不适、斑丘疹、结膜炎（可使用妥布霉素、地塞米松进行预防）以及胸闷、胸痛等。应用皮质类固醇药物可预防和治疗此综合征。

167. 常用的糖皮质激素有哪些？作用特点有何不同？

（1）短效：氢化可的松，盐皮质激素活性较强，抗炎作用弱，对血糖影响小，用于替代治疗。

（2）中效：泼尼松、甲泼尼松龙，抗炎效力较强，用于自身免疫性疾病的治疗。

（3）长效：地塞米松，盐皮质激素活性弱，几乎无水钠潴留作用，但升血糖明显，抗炎作用最强。

168. 糖皮质激素的主要不良反应有哪些？

糖皮质激素的主要不良反应包括消化性溃疡、高血压、高血糖、水钠潴留、低钾血症、骨质疏松、食欲增加等。

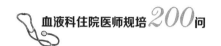

169. 常用的抗革兰阳性菌（G+）药物有哪些？

常用的抗 G+菌药物有万古霉素、利奈唑胺、替考拉宁、替加环素等。

170. 抗真菌药物分类及代表药物有哪些？

（1）三唑类：如氟康唑、伊曲康唑、伏立康唑、泊沙康唑等。

（2）多烯类：如两性霉素 B。

（3）棘白菌素类：如卡泊芬净、米卡芬净等。

（4）氟胞嘧啶类：如氟胞嘧啶。

171. 伏立康唑的主要不良反应有哪些？

伏立康唑的主要不良反应包括：胃肠道反应、皮肤反应（如皮疹、瘙痒）、肝功能损害、视觉障碍、心律失常、低钾血症等。

172. 两性霉素 B 的主要不良反应有哪些？

两性霉素 B 的主要不良反应包括：输液反应、过敏反应、肾毒性、低钾血症和低镁血症等。

四、检验篇

173. 什么是白细胞减少和粒细胞缺乏？

白细胞减少是指外周血白细胞总数$<4 \times 10^9/L$。粒细胞缺乏是指外周血中性粒细胞绝对计数$<0.5 \times 10^9/L$。

174. 什么是高白细胞血症？

高白细胞血症是指在少数初发急性白血病或慢性粒细胞白血病急变期，外周血白细胞计数$>100 \times 10^9/L$，可导致弥散性血管内凝血、急性肿瘤溶解综合征和白细胞淤滞。

175. 成人血红蛋白正常参考范围是多少？

中国成年男性的血红蛋白正常参考范围为 120~160 g/L，成年女性的血红蛋白正常参考范围为 110~150 g/L。

176. 正常红细胞形态的实验室参考值是多少？根据红细胞形态贫血可分为哪几类？

正常红细胞形态的实验室参考值是：平均红细胞体积（MCV）80~100 fL；平均红细胞血红蛋白量（MCH）27~34 pg；平均红细胞血红蛋白浓度（MCHC）320~360 g/L。根据红细胞形态，贫血可分为小细胞性贫血、正细胞性贫血和大细胞性贫血。

177. 自身免疫性溶血性贫血的致病抗体类型有哪两种？ Coombs 试验阳性提示的临床意义是什么？

（1）自身免疫性溶血性贫血（AIHA）的致病抗体类型主要有两种。① 温抗体型：37℃为最适温度，最常见的是 IgG 类型抗体。② 冷抗体型：25℃为最适温度，主要是 IgM 类型抗体。

（2）Coombs 试验阳性的临床意义如下。① 直接 Coombs 试验阳性：表明患者红细胞表面上包被有不完全抗体（如 IgG）或补体成分（如 C3），这是确诊自身免疫性溶血性贫血（AIHA）和新生儿溶血性贫血的重要指标。② 间接 Coombs 试验阳性：表明患者血清中存在游离的不完全抗体，这些抗体能够与正常供者的红细胞结合，导致溶血。

Coombs 试验阳性也可能见于其他情况，如新生儿溶血病、某些自身免疫性疾病（如系统性红斑狼疮）、某些药物（如青霉素）诱导的溶血反应等。然而，Coombs 试验阴性并不能完全排除 AIHA，因为可能有假阴性的情况存在，如抗体为 IgA 型、IgG 抗体数量过低、亲和力低等原因。

178. 血液病 MICM 检查是指哪些检查项目？

血液病的 MICM 检查是指以下 4 种检查项目：

（1）形态学（morphology，M）：通过显微镜观察外周血细胞和骨髓细胞的形态，这是传统的诊断方法，可以识别细胞的大小、形状和内部结构等特征。

（2）免疫学（immunology，I）：利用流式细胞术等技术检测血细胞表面的免疫标志物，这有助于识别和分类血细胞，区分不同类型的白血病或淋巴瘤。

（3）细胞遗传学（cytogenetics，C）：通过分析血细胞或骨髓细胞的染色体，寻找异常的染色体结构或数目，这些异常可以指示特定的血液疾病。

（4）分子生物学（molecular biology，M）：使用 PCR、荧光原位杂交、基因测序等技术检测细胞中的分子变异，如基因突变、融合基因等，这些分子层面的改变对疾病的诊断和治疗具有重要的意义。

此外，加上病理学（pathology，P），与上述 4 项并称为 MICM-P，可以进一步提高诊断的全面性。

179. Ph 染色体是哪两条染色体易位形成的？可能出现在哪些血液疾病当中？

Ph 染色体是由 9 号染色体和 22 号染色体易位形成的，即 t（9;22）（9q34;22q11）。Ph 染色体可出现在慢性粒细胞性白血病、急性淋巴细胞白血病、急性髓细胞白血病中。

180. 什么是高钾血症？其原因可能有哪些？

高钾血症是指血清钾浓度＞5.5 mmol/L。高钾血症的原因包括：① 肾功能异常，如急性或慢性肾脏疾病；② 钾摄入过多；

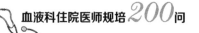

③ 细胞内钾转移至细胞外，如急性酸中毒、缺氧、组织损伤或代谢异常（如肿瘤溶解综合征）等；④ 药物影响，如使用保钾利尿剂；⑤ 内分泌异常，如肾上腺皮质功能减退（如艾迪生病）或醛固酮分泌减少；⑥ 假性高钾血症；⑦ 其他，如重度失水、失血、休克等状态下血液浓缩，或某些遗传性疾病等。

181. 什么是低钾血症？补钾的方式及注意事项有哪些？

低钾血症是指血清钾浓度低于 3.5 mmol/L。补钾的方式主要有口服补钾、静脉补钾以及食物补钾等。补钾注意事项包括：① 补钾不宜过浓或过快；② 补钾量需根据患者的具体情况进行调整；③ 补钾过程中应密切监测血钾水平和心电图变化。

182. 原发性血小板增多症诊断标准中，血小板诊断界值是多少？

原发性血小板增多症诊断标准中，血小板诊断界值是指血小板计数 $\geq 450 \times 10^9/L$。

183. 与内源性途径相关的凝血因子、与外源性途径相关的凝血因子分别包括哪些？

内源性凝血途径的凝血因子主要包括：FXII（表面因子）、FXI（抗血友病球蛋白 C）、FIX（抗血友病球蛋白 B）、FVIII（抗血友病球蛋白 A）、FV（易变因子），以及共同途径中的 FX（自体凝血酶 C）、FⅡ（凝血酶原）、FI（纤维蛋白原）。

外源性凝血途径的凝血因子主要包括：FⅢ（组织因子，TF）、FⅦ（转变加速因子），以及共同途径中的 FX（自体凝血酶 C）、Ⅱ（凝血酶原）和 Ⅰ（纤维蛋白原）。

184. 弥散性血管内凝血诊断实验室标准中，对血小板和凝血酶原时间两个参数变化的具体的标准是什么？

（1）血小板计数：血小板数量 $<100 \times 10^9/L$ 或进行性下降，肝病、白血病患者的血小板数量 $<50 \times 10^9/L$。

（2）凝血酶原时间：凝血酶原时间缩短或者延长在 3 s 以上，肝病、白血病患者凝血酶原时间延长 5 s 以上。

185. 异基因移植后需要输血时，回输血型应该如何确定？

异基因移植后，供者血型的红细胞通常在移植后第 22~42 天出现，并在第 49~80 天完全转变为供者血型。因此，在移植后应每周监测 ABO 血型及凝集素、溶血变化情况，直至血型完全转变为供者血型。根据血型变化的不同阶段，应适当选择成分输血（表 10）。① 主要 ABO 血型不合移植后，输注血小板和血浆应选用供者血型；受者原有凝集素消失后输注供者血型红细胞。② 次要 ABO 血型不合移植后，可输注供者血型红细胞，但输注血小板和

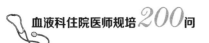

血浆应选用受者血型，直至转变为供者血型。③混合 ABO 血型不合者移植后，输注 O 型红细胞至原有凝集素消失，转为供者血型；输注血小板和血浆应选用 AB 血型，至血型转为供者型。

表 10　HSCT 中 ABO 血型不合者的成分输血

	受者血型	供者血型	红细胞输注	血小板输注
主要 ABO 血型抗原不合	O	A	O	A，AB
	O	B	O	B，AB
	O	AB	O	AB
	A	AB	A，O	AB
	B	AB	B，O	AB
次要 ABO 血型抗原不合	A	O	O	A，AB
	B	O	O	B，AB
	AB	O	O	AB
	AB	A	A，O	AB
	AB	B	B，O	AB
混合 ABO 血型抗原不合	A	B	O	AB
	B	A	O	AB

186. 脑脊液常规计数正常参考范围是多少？分类计数主要包括哪些细胞？占比正常参考值范围是多少？

脑脊液常规计数的正常参考范围以及分类计数主要包括以下几个方面：

（1）脑脊液细胞计数：成人的正常脑脊液中白细胞计数通常在 $(0\sim8)\times10^6/L$，儿童在 $(0\sim15)\times10^6/L$。

（2）脑脊液分类计数：脑脊液中的细胞主要是淋巴细胞和单核

细胞。成人脑脊液中淋巴细胞占比为 40%~60%，单核细胞占比为 15%~45%，中性粒细胞的比例通常很低，为 0~6%。

（3）脑脊液生化检查：包括脑脊液蛋白、葡萄糖和氯化物等的测定。脑脊液蛋白定性为阴性，正常值范围为 0.2~0.4 g/L，葡萄糖水平为 2.5~4.5 mmol/L；氯化物正常范围成人为 120~130 mmol/L，儿童为 111~123 mmol/L。

（4）脑脊液压力：成人脑脊液的压力范围为 80~180 mmH$_2$O（1 mmH$_2$O ≈ 0.009 8 kPa），而儿童的脑脊液压力较低，为 30~60 mmH$_2$O。

（5）其他：脑脊液中的红细胞计数正常情况下应为 0，如果检测到红细胞，可能提示出血或其他病理情况。

187. 纤维蛋白原降低需要治疗时，考虑哪些治疗手段？

纤维蛋白原降低时的治疗手段主要包括以下几种：

（1）纤维蛋白原浓缩物：纤维蛋白原浓缩物是补充纤维蛋白原的直接方式。

（2）冷沉淀：是一种补充纤维蛋白原的治疗方式，它除了含有纤维蛋白原，还包含血管性血友病因子（vWF）及人凝血因子Ⅷ（F Ⅷ）。

（3）新鲜冷冻血浆。

（4）对症治疗：除了直接补充纤维蛋白原，还需要针对引起纤维蛋白原降低的病因进行治疗，如治疗潜在的肝脏疾病、感染或消耗性凝血病等。

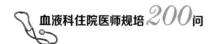

188. 诊断急性髓系白血病最有参考价值的是哪种细胞化学染色阳性?

髓过氧化物酶(MPO)的细胞化学染色阳性具有重要的参考价值。

五、操作篇

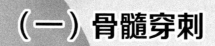

（一）骨髓穿刺

189. 骨髓穿刺检查通常可以选择哪些部位？活检组织理想的长度是多少？

骨髓穿刺可以选择的部位包括髂后上棘、髂前上棘和胸骨柄。活检组织理想的长度至少为 1.5 cm。合格的骨髓活检长度应至少为 1.0 cm，至少包括 1 个骨小梁间隙。

190. 骨髓穿刺通常采用何种麻醉方式？通常需要多少骨髓液涂片比较合适？

骨髓穿刺通常以穿刺点为中心，放射性进行"骨膜多点麻醉"。为了避免骨髓液稀释，用于涂片的骨髓液一般抽取量为 0.1~0.2 mL。若需要进行骨髓液细菌培养，则需另行抽取骨髓液，一般需要 2 mL 左右。

191. 骨髓穿刺的禁忌证有哪些？

骨髓穿刺的禁忌证包括但不限于以下几点：① 血友病及有严重凝血功能障碍者。② 穿刺部位局部皮肤有感染者。③ 晚期妊娠的女性慎做。④ 小儿或有精神疾病等不能配合者不宜做胸骨穿刺。

192. 骨髓穿刺后的注意事项有哪些？

骨髓穿刺后的注意事项如下。① 局部压迫：穿刺结束后，需

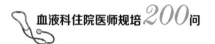

要对穿刺部位进行局部压迫 10~20 min，以减少出血的风险。② 局部护理：保持穿刺部位的清洁和干燥，3 天内避免穿刺部位沾水，以防感染。③ 观察：密切观察穿刺部位有无血肿、出血、感染等现象。

193. 骨髓穿刺术和骨髓活检术的适应证是什么？

（1）骨髓穿刺术适应证：① 各种血液系统疾病、遗传代谢性疾病以及细菌、寄生虫等病原体感染的诊断和鉴别诊断；② 病情评估和治疗效果评价，如急性白血病疗效评价等；③ 采集骨髓捐献者的骨髓；④ 了解其他实体肿瘤有无骨髓转移。

（2）骨髓活检适应证：① 骨髓干抽或穿刺不能得到足够骨髓液；② 怀疑患有再生障碍性贫血、骨髓增生异常综合征、骨髓增殖性肿瘤或实体瘤骨髓转移者。

194. 骨髓穿刺送检流式、细胞遗传学和基因检测，分别可选择哪种抗凝剂抗凝？

抗凝剂的选择如下：

（1）流式细胞术：通常选用乙二胺四乙酸作为抗凝剂（紫色管）。

（2）细胞遗传学分析：推荐使用肝素作为抗凝剂（绿色管）。

（3）基因检测：EDTA（紫色管）同样是基因检测推荐的抗凝剂。

（二）腰椎穿刺

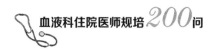

195. 腰椎穿刺术的适应证是什么?

① 中枢神经系统炎症性疾病的诊断与鉴别诊断;② 脑血管意外的诊断与鉴别诊断;③ 中枢神经系统肿瘤性疾病的诊断与治疗,如椎管内注射化疗药物预防或治疗中枢神经系统白血病。

196. 腰椎穿刺术的禁忌证是什么?

① 颅内高压患者;② 休克、衰竭或病危患者;③ 穿刺点附件局部皮肤有炎症者;④ 有出血性疾病的患者。

197. 腰椎穿刺时,如何利用生理标志定位?

在进行腰椎穿刺时,定位棘突是关键步骤。找到两侧髂嵴最高点连线上的腰椎棘突,通常选择 $L_3 \sim L_4$ 或 $L_4 \sim L_5$ 椎间隙作为穿刺点,并用记号笔进行标记确认椎间隙。

198. 脑脊液压力的正常值参考范围是多少?

脑脊液压力的正常值参考范围因不同年龄而异,具体如下:

(1)成人:卧位时脑脊液压力为 $80 \sim 180\ mmH_2O$。

(2)儿童:压力为 $40 \sim 100\ mmH_2O$。

(3)新生儿:压力为 $30 \sim 80\ mmH_2O$。

需要注意的是,脑脊液压力可能受多种因素的影响,包括患者的体位、放松程度等。

199. 腰椎穿刺后的注意事项有哪些？

（1）卧床休息：穿刺后患者通常需要平卧休息一段时间，一般为 4~6 h，以减少低颅内压引起头痛的风险。

（2）观察穿刺部位：注意观察穿刺部位有无渗血、肿胀或其他异常情况。

（3）保持穿刺部位清洁：保持穿刺部位 3 天内的清洁和干燥，防止感染。

（4）避免沾水：穿刺后 24 h 内避免淋浴或使穿刺部位沾水。

（5）头痛的预防：如果出现低颅压头痛，可能需要补充水分和电解质，必要时按医嘱使用止痛药。

200. 腰椎穿刺后头痛的最常见原因是什么？为什么会发生低颅内压？如何处理？注意事项有哪些？

（1）原因：腰椎穿刺后头痛的最常见原因是低颅内压性头痛。

（2）机制：脑脊液容量减少后，直立位时颅内疼痛敏感性结构受到牵引，以及脑脊液容量减少直接刺激腺苷受体，使脑血管扩张，导致头痛。

（3）处理方法：①卧床休息；②补液治疗；③镇痛药物。

（4）操作过程中注意事项：①针头斜角方向减少对硬脊膜的损伤；②使用小号、钝头的穿刺针；③拔针前确保针芯已放回；④避免重复穿刺；⑤穿刺后避免快速站起。

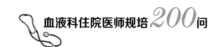
参考文献

［1］葛均波，徐永健．内科学［M］．9版．北京：人民卫生出版社，2018.

［2］沈悌，赵永强．血液病诊断及疗效标准［M］．4版．北京：科学出版社，2018.

［3］中华医学会血液学分会白血病淋巴瘤学组，王建祥，魏辉．中国成人急性髓系白血病（非急性早幼粒细胞白血病）诊疗指南（2023年版）［J］．中华血液学杂志，2023（9）：705-712.

［4］黄晓军．实用造血干细胞移植［M］．2版．北京：人民卫生出版社，2019.

［5］黄峻，黄祖珊．临床药物手册［M］．5版．上海：上海科学技术出版社，2015.

［6］万学红，卢雪峰．诊断学［M］．9版．北京：人民卫生出版社，2018.

［7］姜保国，陈红．中国医学生临床技能操作指南［M］．3版．北京：人民卫生出版社，2020.

［8］中华医学会血液学分会红细胞疾病（贫血）学组，张连生，韩冰，等．中性粒细胞减少症诊治中国专家共识［J］．中华医学杂志，2022，102（40）：3167-3173.

［9］中国抗癌协会血液肿瘤专业委员会，中华医学会血液学分会白血病淋巴瘤学组．中国成人急性淋巴细胞白血病诊断与治疗指南（2024年版）［J］．中华血液学杂志，2024，45（5）：417-429.

［10］中华医学会血液学分会白血病淋巴瘤学组．成人急性髓系白

血病（非急性早幼粒细胞白血病）中国诊疗指南（2023年版）[J]. 中华血液学杂志，2023，44（9）：705–712.

［11］中华医学会血液学分会，中国医师协会血液科医师分会. 中国急性早幼粒细胞白血病诊疗指南（2018年版)[J]. 中华血液学杂志，2018，39（3）：179–183.

［12］Khoury JD, Solary E, Abla O, et al. The 5th edition of the World Health Organization Classification of Haematolymphoid Tumours: Myeloid and Histiocytic/Dendritic Neoplasms. Leukemia, 2022, 36(7): 1703–1719.

［13］Alaggio R, Amador C, Anagnostopoulos I, et al. The 5th edition of the World Health Organization Classification of Haematolymphoid Tumours: Lymphoid Neoplasms. Leukemia, 2022, 36(7): 1720–1748.

［14］Gökbuget N, Boissel N, Chiaretti S, et al. Management of ALL in adults: 2024 ELN recommendations from a European expert panel. Blood, 2024, 143(19): 1903–1930.

［15］中华医学会血液学分会实验诊断学组. 急性淋巴细胞白血病微小残留病检测与临床解读中国专家共识（2023年版)[J]. 中华血液学杂志，2023，44（4）：267–275.

［16］Pratz KW, Jonas BA, Pullarkat V, et al. Measurable Residual Disease Response and Prognosis in Treatment-Naïve Acute Myeloid Leukemia With Venetoclax and Azacitidine. Journal of clinical oncology: official journal of the American Society of Clinical Oncology, 2022, 40(8): 855–865.

［17］付蓉，王婷. 再生障碍性贫血诊断与治疗中国指南（2022年版）解读[J]. 中华血液学杂志，2023，44（3）：188–192.

［18］中华医学会血液学分会红细胞疾病（贫血）学组．中国成人自身免疫性溶血性贫血诊疗指南（2023 年版）［J］．中华血液学杂志，2023，44（1）：12-18.

［19］中华医学会血液学分会红细胞疾病（贫血）学组．阵发性睡眠性血红蛋白尿症克隆筛查及补体抑制剂治疗监测中国专家共识（2024 年版）［J］．中华血液学杂志，2024，45（2）：109-114.

［20］中华医学会血液学分会红细胞疾病（贫血）学组．中国输血依赖型 β 地中海贫血诊断与治疗指南（2022 年版）［J］．中华血液学杂志，2022，43（11）：889-896.

［21］Sehn LH, Salles G. Diffuse Large B-Cell Lymphoma. The New England journal of medicine, 2021, 384(9): 842-858.

［22］Rosenwald A, Wright G, Chan WC, et al. The use of molecular profiling to predict survival after chemotherapy for diffuse large-B-cell lymphoma. The New England journal of medicine, 2002, 346(25): 1937-1947.

［23］Cheson BD, Fisher RI, Barrington SF, et al. Recommendations for initial evaluation, staging, and response assessment of Hodgkin and non-Hodgkin lymphoma: the Lugano classification. Journal of clinical oncology: official journal of the American Society of Clinical Oncology, 2014, 32(27): 3059-3068.

［24］Hoppe MM, Jaynes P, Shuangyi F, et al. Patterns of Oncogene Coexpression at Single-Cell Resolution Influence Survival in Lymphoma. Cancer discovery, 2023, 13(5): 1144-1163.

［25］中国抗癌协会血液肿瘤专业委员会，中华医学会血液学分会

淋巴细胞疾病学组，中国滤泡淋巴瘤工作组，等．中国滤泡性淋巴瘤诊断与治疗指南（2023 年版）［J］．中华血液学杂志，2023，44（7）：529–534.

［26］中国抗癌协会血液肿瘤专业委员会，中华医学会血液学分会，中国霍奇金淋巴瘤工作组．中国霍奇金淋巴瘤的诊断与治疗指南（2022 年版）［J］．中华血液学杂志，2022，43（9）：705–715.

［27］中国抗癌协会血液肿瘤专业委员会骨髓瘤与浆细胞疾病学组，中国临床肿瘤学会多发性骨髓瘤专家委员会．高危多发性骨髓瘤诊断与治疗中国专家共识（2024 年版）［J］．中华血液学杂志，2024，45（5）：430–435.

［28］中华医学会血液学分会．骨髓增生异常综合征中国诊断与治疗指南（2019 年版）［J］．中华血液学杂志，2019，40（2）：89–97.

［29］中华医学会血液学分会血栓与止血学组．弥散性血管内凝血诊断与治疗中国专家共识（2012 年版）［J］．中华血液学杂志，2012，33（11）：978–979.

［30］中华医学会血液学分会血栓与止血学组，中国血友病协作组．血友病患者出血急诊管理中国指南（2024 年版）［J］．中华血液学杂志，2024，45（10）：889–896.

［31］中华医学会血液学分会血栓与止血学组．血栓性血小板减少性紫癜诊断与治疗中国指南（2022 年版）［J］．中华血液学杂志，2022，43（1）：7–12.

［32］中华医学会血液学分会血栓与止血学组．成人原发免疫性血小板减少症诊断与治疗中国指南（2020 年版）［J］．中华血液

学杂志，2020，41（8）：617–623.

［33］中华医学会血液学分会干细胞应用学组．造血干细胞移植后长期合并症管理中国专家共识（2023年版）［J］．中华血液学杂志，2023，44（9）：717–722.

［34］中华医学会血液学分会，中国医师协会血液科医师分会．中国中性粒细胞缺乏伴发热患者抗菌药物临床应用指南（2020年版）［J］．中华血液学杂志，2020，41（12）：969–978.

［35］中华医学会血液学分会白血病淋巴瘤学组，中国抗癌协会血液肿瘤专业委员会造血干细胞移植与细胞治疗学组．嵌合抗原受体T细胞治疗成人急性B淋巴细胞白血病中国专家共识（2022年版）［J］．中华血液学杂志，2022，43（2）：89–95.

［36］Coiffier B, Lepage E, Briere J, et al. CHOP chemotherapy plus rituximab compared with CHOP alone in elderly patients with diffuse large-B-cell lymphoma. The New England journal of medicine, 2002, 346(4): 235–242.

［37］中华医学会血液学分会白血病淋巴瘤学组，中国抗癌协会血液肿瘤专业委员会造血干细胞移植与细胞治疗学组．嵌合抗原受体T细胞治疗成人急性B淋巴细胞白血病中国专家共识（2022年版）［J］．中华血液学杂志，2022，43（2）：89–95.

［38］Panpan Zhu, Yibo Wu, Yi Luo. ABO-incompatible allogeneic hematopoietic stem cell transplantation［J］. Blood&Genomics, 2023, 7(1): 1–12.

［39］中华医学会血液学分会白血病淋巴瘤学组．原发性血小板增多症诊断与治疗中国专家共识（2016年版）［J］．中华血液学杂志，2016，37（10）：833–836.

［40］中国医药生物技术协会药物性肝损伤防治技术专业委员会，中华医学会肝病学分会药物性肝病学组. 中国药物性肝损伤诊治指南（2023 年版）［J］. 中华肝脏病杂志，2023，31（4）：355–384.